BEI GRIN MACHT SICH IHR WISSEN BEZAHLT

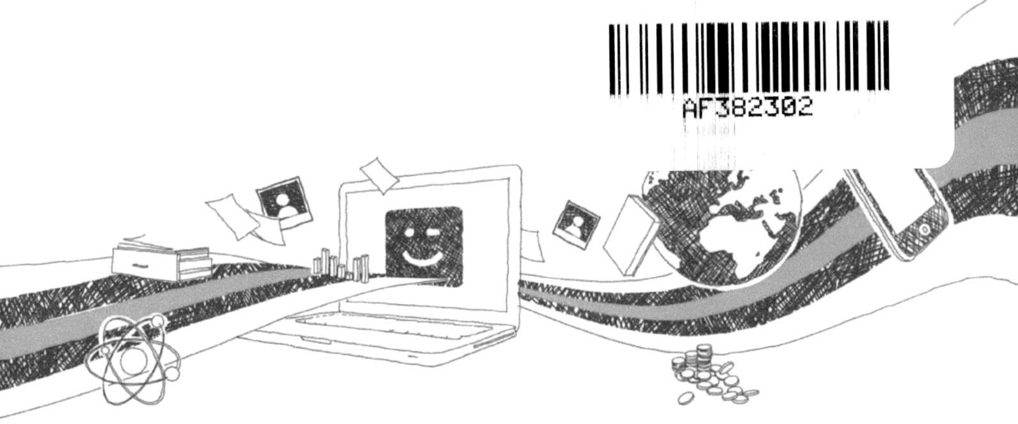

- Wir veröffentlichen Ihre Hausarbeit,
  Bachelor- und Masterarbeit

- Ihr eigenes eBook und Buch -
  weltweit in allen wichtigen Shops

- Verdienen Sie an jedem Verkauf

Jetzt bei www.GRIN.com hochladen
und kostenlos publizieren

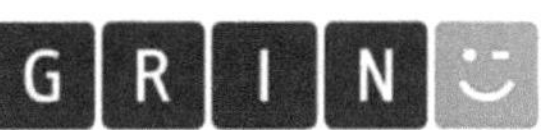

Hubertus R. Hommel, Harald Lothaller, Heinz Spranger, Christian P. Endler

Körperschmerzen männlicher und weiblicher Musiker

Befragung zur Meidung von Arztkontakten durch Berufsmusiker eines klassischen Orchesters

GRIN Verlag

Bibliografische Information der Deutschen Nationalbibliothek:

Die Deutsche Bibliothek verzeichnet diese Publikation in der Deutschen National-
bibliografie; detaillierte bibliografische Daten sind im Internet über http://dnb.d-
nb.de/ abrufbar.

Impressum:

Copyright © 2008 GRIN Verlag GmbH
Druck und Bindung: Books on Demand GmbH, Norderstedt Germany
ISBN: 978-3-640-24700-4

Dieses Buch bei GRIN:

http://www.grin.com/de/e-book/121127/koerperschmerzen-maennlicher-und-
weiblicher-musiker

Hubertus R. Hommel [a]   **Harald Lothaller** [b]   **Heinz Spranger** [a&b]   **Christian P. Endler** [b]

<u>Fußnoten:</u>

[a] Institut für Nachhaltige Gesundheitswissenschaften Dersum

[b] Interuniversitäres Kolleg für Gesundheit und Entwicklung Graz/Schloss Seggau

Körperschmerzen männlicher und weiblicher Musiker

Befragung zur Meidung von Arztkontakten durch Berufsmusiker eines klassischen Orchesters

Studienbeginn: Oktober 2007
Erhebung: Januar 2008
Statistik: April 2008
Abschluss: Oktober 2008

SCHLÜSSELWÖRTER
Musikermedizin, Klassische Orchestermusiker, Musikerkrankheiten, Berufskrankheiten, berufliche Exposition Musiker, mechanische Dysfunktionen, Erkrankungen des Bewegungsapparates, Schmerzen, Prävention, Prophylaxe, Therapie, Rehabilitation, Geschlecht, Altersstruktur

ZUSAMMENFASSUNG

Hintergrund

Schlechte Körperhaltung, einseitige Bewegungsgewohnheiten sowie durch Musikinstrumente unterschiedlicher Art induzierte Dysbalancen begünstigen bei Orchestermusikern entzündliche sowie degenerative Erkrankungen des Bewegungsapparates. Diese können Berufskrankheiten entsprechen und durch ihre erhebliche Schmerzhaftigkeit die Tätigkeit eines Instrumentalmusikers einschränken oder unterbinden. Daher sollten bereits in der Ausbildung Physioprophylaxe und Prävention ansetzen. Da es jedoch für Musikerkrankheiten keine ausgewiesenen Fachärzte gibt, gibt es auch keine verbindlichen ärztlichen Präventionsempfehlungen. Physiotherapeutische Betreuungen entstammen im Großen und Ganzen bewährten Entspannungs- und Entlastungstechniken. Musikerkrankheiten werden meistens erst mit dem Auftreten von Schmerzen erfasst; die Betroffenen werden am Wohn- oder Arbeitsort von dort ansässigen Orthopäden umsorgt, die häufig selber Musikinstrumente spielen und sich aus diesem Verständnis heraus in den für Musiker typischen somatischen Symptomatiken fortgebildet haben. Über Art und Ausprägung der körperlichen Beschwerden liegen Studien unterschiedlicher Designs vor, die als Grundlage ärztlicher Behandlungen genutzt werden können. Musikhochschulen bieten zunehmend die Möglichkeiten, die sich aus der Vernetzung von Forschung Wissenschaft, Lehre und Praxisbezug anbieten, inwieweit jedoch der Einzelne bereit ist sich dieser Konsequenz zu stellen, ist weniger bekannt. Hierüber besteht Bedarf an weiteren Untersuchungen.

Fragestellung

Es soll im Rahmen einer Pilotstudie an einer Gruppe von klassischen Orchestermusikern untersucht werden, inwieweit berufsbedingte körperliche Schmerzen vorliegen und ob sie sich deswegen in ärztlicher Behandlung befinden. Hieraus ergibt sich ein Verhältnis von ärztlich erfassten und in weiterer Folge möglicherweise als Berufskrankheiten eingestuften Beschwerden zu einem Dunkelfeld inoffizieller Schmerzleiden. Ärztliche Befunde zu möglichen Ursachen der von den Musikern angegebenen Symptomen wurden daher nicht erfragt. Alters- sowie Geschlechts-bezogene Aspekte sollen miteinbezogen werden.
Individuelle künstlerisch-musikalische Aspekte sowie mögliche Einflüsse der gesamten Lebenssituation auf die körperlichen Beschwerden wurden nicht berücksichtigt.

Material und Methode

Im Oktober 2007 wurde an 62 Orchestermusiker beiderlei Geschlechts, unterschiedlichen Alters, mit unterschiedlichen Musikinstrumenten und von unterschiedlichen Stammorchestern ein kurzer Fragebogen zur anonymen Beantwortung ausgeteilt.

Ergebnisse

Mehr als die Hälfte der aktiven Orchestermusiker gibt an, unter vermutlich berufsbedingten Schmerzen zu leiden, fast die Hälfte davon unter chronischen Schmerzen. Allerdings begibt sich nur etwa ein Drittel jener mit Schmerzen bzw. knapp die Hälfte derer mit Dauerschmerzen in ärztliche Behandlung. Dies ergibt einerseits eine hohe Dunkelziffer im Hinblick auf die offiziell bekannte Prävalenz von berufsbedingten Schmerzen bei Musikern und lässt andererseits auch ein Dunkelfeld innerhalb des Spektrums der verschiedenen Schmerzsymptomatiken erahnen.

EINLEITUNG

Erfolgen körperliche Fehlbelastungen mit einseitigen Muskel- und Gelenkbeanspruchungen über einen längeren Zeitraum ohne adäquate Physioprävention, können sie zu schmerzhaften entzündlichen sowie degenerativen Erkrankungen des Bewegungsapparates führen [1]. Deren Ursachen können in allen Bereichen des täglichen Lebens auftreten. Bestehen sie jedoch als chronifizierende und chronische Veränderungen im Zusammenhang mit beruflichen Tätigkeiten am Arbeitsplatz, werden sie in Deutschland als Berufskrankheiten klassifiziert, wenn es sich gemäß §6 SGB 7 (gesetzliche Unfallversicherung) um Krankheiten handelt, die in einer Berufsgruppe häufiger auftreten als in der Normalbevölkerung [2]. In Abgrenzung zu Arbeitsunfällen können sie sich auch erst nach abgeschlossener Tätigkeit einstellen; berufsspezifisch sind sie allerdings auch aufgrund plötzlicher Ereignisse möglich. Nach §9 Abs. 1 SGB 7 wird in der Beurteilung unterschieden in Listenerkrankungen und Quasiberufserkrankungen. Mit Krankheit ist hier generell ein regelwidriger Körper- oder Geisteszustand gemeint, wobei es jedoch im Unterschied zum Krankenversicherungsrecht nicht auf Behandlungsbedürftigkeit oder Arbeitsunfähigkeit ankommt.

Berufsspezifische Erkrankungen von Musikern sind bereits aus dem 15. Jahrhundert überliefert [3], 1832 erschien ein „Ärztlicher Ratgeber für Musiktreibende", aber erst 1923 erteilte das preußische Ministerium für Kunst, Wissenschaft und Bildungswesen einen Lehrauftrag an der Berliner Musikhochschule zu Vorlesungen über „Berufskrankheiten der Musiker" [4] [5].
Voraussetzung für eine musikalische Karriere ist die musikalische Intelligenz. Als ein angeborenes Potenzial ist sie ein definierter Bestandteil im Spektrum der Intelligenzen [6]. Generell können besondere Begabungen Veränderungen des Blickwinkels gegenüber etablierter Zuordnungen bewirken; Musiker können daher bereits in der Kindheit gegenüber ihrer Umwelt hohen psychischen

Belastungen unterliegen. Werden sie nicht von ihrer sozialen Umwelt gefördert, können sie sich in ihrer Studienzeit festigen, und bei Unterschätzung und Nichtbeachtung in interaktiven Vernetzungen schließlich zu möglichen Dauerschäden auf psychischer und somatischer Ebene führen. Auch auf physischer Ebene können sich Überbeanspruchungen möglicherweise langfristig gesamtgesundheitlich auswirken, wenn bei intensiver Beschäftigung mit Musikinstrumenten vor Abschluss des Körperwachstums keine adäquaten Ausgleichsmöglichkeiten geboten werden [7] [8] [9].

Als verantwortliche Ursachen für mögliche Berufskrankheiten von Orchestermusikern gelten generell die berufseigenen Beanspruchungen mit ihren jeweiligen Wechselwirkungen zwischen akuten körperlichen Belastungen, instrumentenspezifischen Besonderheiten, psychomentalen Anforderungen und Belastungen durch Perfektions-, Konkurrenz- und Zeitdruck, sowie dem immer stärkeren Druck durch die Arbeits- und Organisationsform des Kulturbetriebs [10].

Instrumentalmusiker sind für Fehlbelastungshaltungen prädestiniert. Generell werden Fehlhaltungen dem Betroffenen erst durch ihre schmerzhaften Einschränkungen bewusst. Daraus resultierende ausweichende Belastungshaltungen können wiederum Fehlhaltungen induzieren, schließlich bis zu ganzkörperlichen Funktionsstörungen. Je nach Studie und instrumenteller Spezifität haben bis zu 89% der befragten Musiker Erkrankungen des Stütz- und Bewegungssystems. Die meisten Instrumentalmusiker haben demnach zumindest temporär Schmerzen im Skelett-Muskel-Gelenksystem, da nach den Erfordernissen ihres jeweiligen Musikinstrumentes generell Zwangshaltungen vorgegeben sind, die je nach Konstitution und Spielpraxis zu körperlichen Konsequenzen führen [11]. Hinzu kommen, allerdings in geringerem Ausmaß, Probleme mit Visus, und mit Akustik [12], aber auch mit Psychopharmaka und mit psychiatrischen Erkrankungen; ca. 25-30% der Musiker wird die regelmäßige Einnahme von Tabletten oder Alkohol gegen Auftrittsängste unterstellt [13]. Immerhin 15% der Orchestermusiker gehen wegen Berufsunfähigkeit in so genannte Frührente [14].

In Deutschland gab es 2002 etwa 11.500 Berufsmusiker in Symphonie- und Theaterorchestern, weitere 35.700 in Musikschulen, sowie 25.500 Musikstudenten. Zwar hat inzwischen so gut wie jede Musikhochschule im deutschsprachigen Raum einen Lehrbeauftragten für Musikermedizin, dennoch sind entsprechende Forschungseinrichtungen, spezifische Diagnostik- und Behandlungsmöglichkeiten sowie Präventionsstrategien unterrepräsentiert im Verhältnis zu anderen Berufsgruppen mit ähnlichen körperlichen und mentalen Herausforderungen wie z.B. Sportlern [15]. Im Unterschied zu diesen müssen Berufsmusiker ihre Leistungen bis zum Eintritt ihres gesetzlichen Rentenalters erbringen, während Leistungssportler spätestens in der Mitte des 30. Lebensjahres ihre Aktivitäten einstellen.

Einen ausgewiesenen Facharzt für Musikermedizin gibt es bislang nicht und somit auch keine festgelegte Ausbildung für diesen Bereich. Die konventionelle orthopädische Untersuchung ist nicht spezifisch genug, um neben den primären Fehlfunktionen Funktionsstörungen aufzuspüren, die erst beim Musizieren symptomatisch werden. Zwar bemühen sich Musikhochschulen verstärkt diese Lücke zu schließen, jedoch werden Prävention, sowie die Therapie und Rehabilitation von erkrankten Musikern meistens als ein Tätigkeitsschwerpunkt von Ärzten übernommen, die selber ein Instrument zu spielen gelernt haben und somit pathogene Verhaltensmuster nachvollziehen können [16].

Die hohe Anzahl von Erkrankungen des Bewegungsapparates resultiert häufig aus Vernachlässigungen ergonomischer Abstimmungen von Körper und Musikinstrument als senso- und psychomotorische Einheit bereits in der Ausbildung, wodurch sich Dysbalancen dauerhaft etablieren können [17]. Daher erscheint es sinnvoll, beispielsweise über offene Beobachtungsstudien und oder durch Befragungen aktiv tätiger Musiker häufige bzw. für bestimmte Musikergruppen typische Fehlhaltungsmechanismen zu eruieren, um dazu beizutragen, den Pool der Berufsfeldforschung zum Nutzen frühzeitiger Prävention und Prophylaxe aufzufüllen.

In dieser vorliegenden Untersuchung geht es allerdings weniger um mögliche Varianten der Beschwerden, sondern es soll in Form einer Pilotstudie überhaupt einmal erfasst werden, wie viele der befragten Musiker Schmerzen haben, und ob sie deswegen in ärztlicher Behandlung sind.

MATERIAL UND METHODE

Im Oktober 2007 wurden 62 Orchestermusiker beiderlei Geschlechts und unterschiedlichen Alters zu berufsbedingten körperlichen Schmerzen befragt. Ärztliche Hintergrund-Diagnosen als Ursachen wurden nicht erfragt.

Absicht war, die Häufigkeit des Auftreten von Schmerzen bzw. chronischen Schmerzen und das Verhältnis von Schmerzen zu ärztlichen Behandlungen zu untersuchen und, ob es hierbei Unterschiede zwischen den Geschlechtern und verschiedenen Altersgruppen gibt.

Aus der Beantwortung kann auf eine mögliche Dunkelziffer geschlossen werden, wonach die ärztlich erfassten und von den sozialen Institutionen als Musiker-Berufskrankheiten eingeordneten Beschwerden hinsichtlich ihrer Häufigkeit und möglicherweise auch hinsichtlich der Ausprägung nur einen Teil des tatsächlichen Spektrums erfassen.

Die Befragung wurde anonym mittels eines Fragebogens durchgeführt (vgl. Abb.1). Die meisten Fragen waren durch Ankreuzen zu beantworten, insbesondere die Angaben dazu, ob und in welchen Bereichen des Körpers Schmerzen empfunden werden.

Als offene Angabe einzutragen waren im Fragebogen das Alter, das gespielte Musikinstrument, mögliche zusätzliche, d.h. nicht in der Liste davor aufgeführte, Schmerzen und das Datum, wann die Schmerzen erstmals auftraten.

Die Studienteilnehmer spielten grundsätzlich mit ihren jeweiligen Instrumenten klassische Musik in verschiedenen Orchestern. Während der Befragung hatten sie sich jedoch für zwei unterschiedliche, aufeinanderfolgende Konzertveranstaltungen zu zwei getrennten Orchestern formiert. Dies könnte möglicherweise die Freimütigkeit in der Beantwortung des Fragebogens unterstützt haben. Stammmitglieder eines Orchesters unterliegen innerhalb dieser Gruppe einem situationsgeprägten Sozialverhalten, wonach es nicht immer geboten erscheint, Beschwerden deutlich zu äußern. Solche vorsichtigen Zurückhaltungen können bei Befragungen trotz garantierter Anonymität bestehen bleiben und das Spektrum beeinträchtigen. In ortsfremdem Milieu scheinen die Anonymität und die Offenheit in der Beantwortung eher gewahrt.

Nach einer kurzen persönlichen Vorstellung der Studie und einer Aufklärung über das Procedere wurde das Einverständnis zur Teilnahme erfragt und daraufhin jeder Person ein Fragebogen übergeben. Zur Beantwortung waren 15 Minuten angesetzt. Zur Wahrung der Anonymität wurden die Fragebögen anschließend von jeder Person doppelt gefaltet und in einen Karton mit Einwurfschlitz zurückgegeben.

ERGEBNISSE

Die 62 Musiker waren zu 71% männlich (n=44); ihr durchschnittliches Alter betrug 46,8 Jahre in einer Spanne von 19 bis 83 Jahren. Insgesamt wurden 13 verschiedene Instrumente gespielt, die sich verschiedenen Instrumentengruppen zuordnen lassen (vgl. Tab.1). Die Unterscheidung zwischen Streichinstrumenten – liegend (d.h. das Instrument ist beim Spielen in horizontaler Position) sowie Streichinstrumenten aufrecht – (d.h. das Instrument ist beim Spielen in vertikaler Position) wurde für die vorliegende Arbeit zusätzlich zu üblichen Differenzierungen vorgenommen, da die Körperhaltung beim Spielen dieser Instrumente sehr unterschiedlich ist und damit die möglichen Zusammenhänge mit dem Auftreten von Schmerzen andere sein dürften.

Instrumentengruppe Instrument	Anzahl – gesamt	Anzahl - Frauen	Anzahl – Männer
Streichinstrumente – liegend	**21**	**11**	**10**
Violine	13	7	6
Viola	8	4	4
Streichinstrumente - aufrecht	**12**	**0**	**12**
Kontrabass	6	0	6
Violoncello	6	0	6
Holzblasinstrumente	**16**	**3**	**13**
Klarinette	3	0	3
Oboe	4	0	4
Fagott	3	0	3
Querflöte	6	3	3
Blechblasinstrumente	**10**	**3**	**7**
Trompete	3	1	2
Horn	3	1	2
Posaune	4	1	3
Tasteninstrumente	**1**	**1**	**0**
Orgel	1	1	0
Schlaginstrumente	**2**	**0**	**2**
Percussion/Pauke	2	0	2

Tabelle 1: Art und Anzahl der Musikinstrumente

Orchester werden gemäß den Anforderungen der Orchesterleiter zusammengesetzt. Wie in Tabelle 1 zu erkennen ist, wird dabei die Anzahl der Instrumente sehr unterschiedlich verteilt: So spielte die Hälfte der Musiker Instrumente aus der Gruppe der Streichinstrumente, wobei die Violine und die Viola in größerer Anzahl eingesetzt wurden als die aufrecht gespielten Streichinstrumente, ebenfalls eher häufig waren Holz- sowie Blechblasinstrumente (diese beiden Gruppen werden übrigens nicht aufgrund des Materials des Korpus, sondern gemäß historischer Überlieferung nach der Art des schwingungserzeugenden Materials des Mundstücks unterschieden). Tasteninstrumente sowie

Schlaginstrumente wurden hingegen kaum eingesetzt und konnten daher für die im Folgenden berichteten Auswertungen nicht bzw. nur am Rande berücksichtigt werden.

Tabelle 1 zeigt außerdem die Häufigkeiten getrennt nach Geschlecht, wobei Streichinstrumente – liegend sowie Querflöten annähernd gleichverteilt gespielt wurden und Blechblasinstrumente von beiden Geschlechtern mit höherem Anteil der Männer. Streichinstrumente – aufrecht, Schlaginstrumente sowie andere Holzblasinstrumente als die Querflöte wurden nur von Männern gespielt. Hier sollte darauf hingewiesen werden, dass Tasteninstrumente nur einmal von einer Frau gespielt wurden. Anschließende mögliche Erwägungen zu Geschlechterunterschieden bei der Wahl der Musikinstrumente sind jedoch nicht Bestandteil dieser Studie.

Gruppe	Alter
Streichinstrumente - liegend	45,5 ± 15,3
Streichinstrumente - aufrecht	45,6 ± 11,7
Holzblasinstrumente	53,8 ± 11,7
Blechblasinstrumente	42,3 ± 15,5
Tasteninstrumente	22,0 (n=1)
Schlaginstrumente	46,5 ± 0,7
Gesamt	46,8 ± 14,1

Tabelle 2: Altersstruktur in Bezug auf die Instrumentengruppen

Im Hinblick auf das Alter zeigen sich keine Unterschiede zwischen den Instrumentengruppen ($F_{3;55}=1,788$; p=,160; vgl. Tab.2), wobei Tasten- oder Schlaginstrumente aufgrund der geringen Fallzahl von 1 bzw. 2 hier nicht berücksichtigt werden konnten.

Ein eindeutiger Unterschied im Hinblick auf das Alter zeigt sich hingegen zwischen den Geschlechtern ($t_{60}=4,780$; p<,001): Die befragten Männer waren mit einem durchschnittlichen Alter von 51,1 ± 12,48 Jahren älter als die befragten Frauen mit einem durchschnittlichen Alter von 35,3 ± 10,97 Jahren. Wird die Gesamtstichprobe in vier annähernd gleich große Altersgruppen geteilt, so sind in der Gruppe bis 34 Jahre Frauen häufiger vertreten als erwartet ($\chi^2_3=14,668$; p=,002), während sie insbesondere in den Gruppe über 48 bis 54 Jahre sowie über 54 Jahre nur vereinzelt vertreten waren. Für die Ergebnisse der diesbezüglichen Auswertungen ist dieser Umstand entsprechend zu berücksichtigen.

Häufigkeiten von Schmerzen und Behandlungen

Von den 62 befragten Musikern gaben 59% an, dass sie Schmerzen verspüren (vgl. Tab.3). Von diesen gaben 17 Personen oder 46% an, dass es andauernde Schmerzen sind, bzw. geben 13 Personen oder 34% an, dass sie wegen dieser Schmerzen in ärztlicher Behandlung sind.

Bei der Häufigkeit von Schmerzen zeigen sich keine signifikanten Auffälligkeiten hinsichtlich des Geschlechts (χ^2_1=,515; p=,475) und hinsichtlich des Alters (bei vier gleich großen Gruppen: χ^2_3=6,125; p=,106) bzw. unterscheiden sich Personen mit und ohne Schmerzen nicht in ihrem durchschnittlichen Alter (t_{60}=,425; p=,672).

Betrachtet man die Häufigkeit von Schmerzen im Hinblick auf die gespielten Instrumente, so fallen vor allem Pauke/Percussion (100%), Violine (69,2%), Horn, Kontrabass, Querflöte und Trompete (jeweils 66,7%) sowie Viola (62,5%) auf als Instrumente mit hohen Anteilen von Schmerz-Betroffenen an jenen, die diese Instrumente spielten. Jeweils die Hälfte der Personen, die Oboe, Posaune bzw. Violoncello spielten, und jeweils ein Drittel der Personen, die Fagott bzw. Klarinette spielten, gaben Schmerzen an. Die eine Person, die Orgel spielte, gab keine Schmerzen an. Aufgrund der teilweise geringen Fallzahlen der einzelnen Instrumente ist die Auswertbarkeit mittels statistischer Verfahren wie auch die Interpretierbarkeit dieser Ergebnisse jedoch eingeschränkt.

Auf der Ebene der Instrumentengruppen (exklusive Tasten- und Schlaginstrumente) zeigen sich keine signifikanten Auffälligkeiten in den Häufigkeiten von Schmerzen (χ^2_3=1,052; p=,789). Die Anteile der Personen mit Schmerzen betragen zwischen 50% bei den Holzblasinstrumenten und 66,7% bei den Streichinstrumenten – liegend (vgl. Tab.3).

Gruppe	Schmerzen	Chron. S.*	Behandlung*
Streichinstrumente - liegend	66,7%	42,9%	35,7%
Streichinstrumente - aufrecht	58,3%	42,9%	28,6%
Holzblasinstrumente	50,0%	62,5%	62,5%
Blechblasinstrumente	60,0%	33,3%	0,0%
Gesamt (exkl. Tasten- und Schlag-Instr.)	59,3%	45,7%	34,3%

Anm.: *von Personen mit Schmerzen

Tabelle 3: Anteile von Personen mit Schmerzen, chronischen Schmerzen bzw. in ärztlicher Behandlung nach Instrumentengruppen

Bei der Häufigkeit von chronischen Schmerzen innerhalb der Gruppe der Personen mit Schmerzen zeigen sich ebenfalls keine signifikanten Auffälligkeiten hinsichtlich des Geschlechts (χ^2_1=,131; p=,717) und hinsichtlich des Alters (bei vier gleich großen Gruppen: χ^2_3=,187; p=,980) bzw. unterscheiden sich Personen mit und ohne chronische Schmerzen nicht in ihrem durchschnittlichen Alter (t_{35}=-,436; p=,666).

Betrachtet man die Häufigkeit von chronischen Schmerzen im Hinblick auf die gespielten Instrumente, so fallen vor allem Fagott und Klarinette (jeweils 100%, allerdings jeweils n=1), Kontrabass (75%) und Viola (60%) auf als Instrumente mit hohen Anteilen von chronisch Schmerz-Betroffenen an jenen, die diese Instrumente spielten und Schmerzen angaben. Jeweils die Hälfte der Personen, die Oboe, Pauke/Percussion, Posaune, Querflöte bzw. Trompete spielten und Schmerzen angaben, und ein Drittel der Personen, die Violine spielten und Schmerzen angaben, empfanden diese Schmerzen andauernd. Bei Horn und Violoncello wurden keine chronischen Schmerzen angegeben. Aufgrund der geringen Fallzahlen der einzelnen Instrumente ist die Auswertbarkeit mittels statistischer Verfahren wie auch die Interpretierbarkeit dieser Ergebnisse eingeschränkt.

Die Anteile der Personen mit chronischen Schmerzen betragen zwischen 33,3% bei den Blechblasinstrumenten und 62,5% bei den Holzblasinstrumenten (vgl. Tab.3).

Bei der Häufigkeit von Personen in ärztlicher Behandlung aus der Gruppe der Personen mit Schmerzen zeigen sich ebenfalls keine signifikanten Auffälligkeiten hinsichtlich des Geschlechts (χ^2_1=,025; p=,874) und hinsichtlich des Alters (bei vier gleich großen Gruppen: χ^2_3=2,681; p=,443) bzw. unterscheiden sich Personen mit und ohne ärztliche Behandlung nicht in ihrem durchschnittlichen Alter (t_{35}=-1,111; p=,274).

Betrachtet man die Häufigkeit von Personen in ärztlicher Behandlung im Hinblick auf die gespielten Instrumente, so fallen vor allem Fagott und Klarinette (jeweils 100%, allerdings jeweils n=1) sowie Querflöte (75%) auf als Instrumente mit hohen Anteilen von Personen in Behandlung an jenen, die diese Instrumente spielten und Schmerzen angaben. Die Hälfte der Personen, die Pauke/Percussion spielten und Schmerzen angaben, sowie weniger als die Hälfte der Personen, die Viola (40%), Violine bzw. Violoncello (jeweils 33,3%) sowie Kontrabass (25%) spielten und Schmerzen angaben, waren deswegen in ärztlicher Behandlung. Bei Horn, Oboe, Posaune und Trompete wurden keine ärztlichen Behandlungen von Schmerzen angegeben. Aufgrund der geringen Fallzahlen der einzelnen Instrumente ist die Auswertbarkeit mittels statistischer Verfahren wie auch die Interpretierbarkeit dieser Ergebnisse eingeschränkt.

Auf Ebene der Instrumentengruppen (exklusive Tasten- und Schlaginstrumente) zeigen sich keine signifikanten Auffälligkeiten in den Häufigkeiten von Schmerzen (χ^2_3=6,071; p=,108). Die Anteile der Personen in ärztlicher Behandlung ihrer Schmerzen wegen betragen bis zu 62,5% bei den

Holzblasinstrumenten; auffälligerweise sind aber keine Personen, die Blechblasinstrumente spielen, in Behandlung (vgl. Tab.3).

Insgesamt gaben 37 Personen an, dass sie Schmerzen empfinden, davon 45,9% in Form von chronischen Schmerzen bzw. 35,1% mit ärztlicher Behandlung der Schmerzen. Allerdings sind Personen mit chronischen Schmerzen nur augenscheinlich (47,5%), allerdings nicht signifikant häufiger in ärztlicher Behandlung als Personen mit nicht-chronischen Schmerzen (χ^2_1=1,962; p=0,161), von denen ein Viertel in ärztlicher Behandlung ist. Das spielt sich auch in den nur teilweise vorhandenen Überlappungen der obigen Ergebnisse von chronischen Schmerzen bzw. ärztlicher Behandlung wider.

Geschlechter-getrennte Darstellung der Häufigkeiten von Schmerzen und Behandlungen
Von den 62 befragten Musikern waren 18 weiblich und 44 männlich.
Unter den Frauen waren 12 bzw. 66,7% mit Schmerzen. Von diesen gaben 5 Personen oder 41,7% an, dass es andauernde Schmerzen sind, bzw. geben 4 Personen oder 33,6% an, dass sie wegen der Schmerzen in ärztlicher Behandlung sind.
Unter den Männern waren 25 bzw. 56,8% mit Schmerzen. Von diesen gaben 12 Personen oder 48% an, dass es andauernde Schmerzen sind, bzw. geben 9 Personen oder 36% an, dass sie wegen der Schmerzen in ärztlicher Behandlung sind.

Zusammenfassung und Konklusion

1.

Unter der Gesamtzahl von 62 klassischen Instrumentalmusikern beiderlei Geschlechts leidet der jeweils größere Anteil unter berufstypischen Schmerzensymptomatiken [1] [2]. ($\male$ 57%; $\female$ 67%; gesamt 60%).

2.

Geschlechter-bezogene Differenzen hinsichtlich der Schmerzprävalenz lassen sich hier nicht ableiten.

3.

Alters-bezogene Differenzen hinsichtlich der Schmerzprävalenzen lassen sich hier ebenfalls nicht erkennen. Es fällt auf, dass die Frauen in den beiden Orchestern deutlich jünger sind als die Männer und die Verteilung der Frauen über die Alterstufe eine deutliche Tendenz zu geringerem Alter anzeigt, während die Altersverteilung der Männer sehr heterogen ist und sich über ein weites Spektrum erstreckt. Bevor man Gründe hierfür erfragt, lässt sich diese Feststellung nicht interpretieren.

4.

Der größere Teil der hier befragten schmerz-betroffenen Musiker beiderlei Geschlechts befindet sich nicht in ärztlicher Behandlung dieser Schmerzen ($\male$ 64%; $\female$ 66%; gesamt 65%).

Hieraus ergibt sich einerseits eine hohe Dunkelziffer im Hinblick auf die offiziell bekannte Prävalenz von berufsbedingten bzw. berufsbezogenen Schmerzen bei Musikern und lässt andererseits auch ein Dunkelfeld innerhalb des Spektrums der verschiedenen Schmerzsymptomatiken erahnen. Ob sich die Behandlung bzw. insbesondere die Nicht-Behandlung von Schmerzen zwischen verschiedenen Schmerzlokalisationen oder nach dem Ausmaß der Schmerzen unterscheidet, sollte in weiteren Studien untersucht werden.

Die vorliegende Arbeit zeigt, dass Personen mit chronischen Schmerzen nicht viel häufiger in Behandlung sind als jene mit nicht-andauernden Schmerzen.

5.

Gründe dafür, dass Personen mit Schmerzen diese nicht ärztlich behandeln lassen, waren nicht Thema dieser Untersuchung, könnten aber zukünftig in Studienansätzen berücksichtigt werden.

6.

Hinsichtlich der Musikinstrumente bzw. Instrumentengruppen zeigen sich keine Auffälligkeiten: Die Anteile von Personen mit Schmerzen sind in allen Gruppen ähnlich hoch. Geringe bzw. augenscheinliche Unterschiede zwischen Instrumenten bzw. Instrumentengruppen in den Häufigkeiten von Schmerzen, chronischen Schmerzen sowie der Behandlung von Schmerzen sind in der vorliegenden Stichprobe nicht signifikant – dies ist eine Aussage-Besonderheit, die jedoch zukünftig in groß angelegten Untersuchungen mit deutlich höheren Fallzahlen repliziert werden müsste.

Diskussion

Summationen körperlicher Fehlbelastungen führen oft zu entzündlichen und degenerativen Veränderungen des Bewegungsapparates. Diese können in letzter Konsequenz genauso gut infolge von Bewegungsmangel wie durch Überbeanspruchung entstehen. Dies gilt für alle Tätigkeiten und Berufe, der Zeitpunkt des Eintritts der Beschwerden ist allerdings konstitutionell unterschiedlich.
In der Musikausübung sind die Bewegungsmuster sehr individuell, innerhalb jeder Instrumentengruppe unterliegen die Handhabungen den Bedingungen des jeweiligen spezifischen Instrumentes. Der Charakter eines jeden Instruments erfordert in der Funktion gewisse verbindliche Körperhaltungen, die sich für den Betrachter während einer orchestralen Vorführung als gleichförmige, koordinierte, Bewegungsabläufe präsentieren. Da die Handhabungen eines Instruments nicht in ausgewogene physiologische Bewegungsabläufe integriert sind, entwickeln sich Fehlbelastungen, die der persönliche Stil des jeweiligen Musikers noch weiter ausprägen kann.

Berufsbedingte Probleme im Bewegungsapparat wurden bei Musikern bislang häufig untersucht. Dies ist nicht das Thema dieser Studie.

Hier geht es um das Phänomen, dass Musiker beiderlei Geschlechts ihre Schmerzen, aus welchen Gründen auch immer, verschweigen und sich deshalb das Fremdbild berufsbedingter körperlicher Krankheiten bei Musikern verfälschen kann.

In der Betrachtung der Studiengruppe unter geschlechter-bezogenen Aspekten, liegt der Anteil der Frauen mit fast 30% im Trend. Ende 2001 betrug der Frauenanteil in Orchestern 27%, inzwischen wird nahezu die Hälfte aller neu zu besetzenden Stellen in deutschen Profiorchestern an Frauen vergeben, sodass in Zukunft Frauen ähnlich stark wie Männer in den Orchestern vertreten sein werden [19].

Generell scheint für eine Untersuchung die Anzahl von insgesamt 62 befragten MusikerInnen gering, im Verhältnis zu den in Deutschland über 70.000 erfassten Instrumentalisten, einschließlich der Studierenden [15]. Gemessen an der üblichen Besetzung von Orchestern liegt sie zudem unterhalb eines klassischen Symphonieorchesters, in dem sich je nach aufzuführendem Musikwerk etwa 66 bis 100 Instrumentalisten befinden können.
In der Befragung geht es jedoch um eine Querschnittsstudie zur Feststellung der Verteilung von Merkmalen bzw. Verhaltensweisen innerhalb der Stichprobe als feste Mengenvorgabe und nicht um eine repräsentative Studie zur Feststellung der Prävalenz. Nichtsdestotrotz zeigt die Studie, dass die Prävalenz von Schmerzen im Allgemeinen sowie von chronischen Schmerzen bei Musikern höher

liegen dürfte als es aus ärztlichen Erfassungen abzuleiten wäre, da die Mehrzahl der Betroffenen sich keiner Behandlung unterzieht.

Im Anschluss an die Schmerzinzidenzen in der Ausübung orchestraler Musik ließe sich hierzu generell diskutieren, inwieweit ein Orchesterleiter in der musikalischen Umsetzung seiner persönlichen Interpretation eines Musikstückes, wenn sie mit einer über die Normalbeanspruchung hinausgehenden Vehemenz verbunden ist, zusätzliche Dysbalancen bei seinen Musikern auslösen kann. Weiterhin wirft diese Pilotstudie die Frage auf, wie unter den Umständen verschieden starker beruflicher Belastungen beruflich orientierte Trainingssubstitutionen gehören. Ferner kommt es zu der Fragestellung, ob also außer den musikalisch charakteristischen Eigenarten auch bestimmte Schmerzqualitäten ein Kennzeichen hochwertiger Orchester darstellen können. Dann wäre die Schlussfolgerung zu Recht gewagt, Musiker, vergleichbar mit Leistungssportlern, mit speziellen Betreuungen auszustatten.

In diesem Zusammenhang wäre außerdem die Frage interessant, inwieweit Schmerzqualitäten so instrumentenspezifisch sind, dass von ihnen auf das gespielte Instrument geschlossen werden kann.

Ein Anreiz für weitere Studien wäre zudem in Anbetracht der in dieser Untersuchung vorliegenden Geschlechterverteilung von Mann zu Frau im Verhältnis von fast 2,5 : 1 die Überlegung, ob und inwieweit ein möglicherweise Geschlechts-spezifisches Musikverständnis musikalische Darbietungen prägen kann.
Grundsätzlich haben Frauen und Männer unterschiedlichen Zugang zur Musik; sie nehmen sie bereits in der Kindheit unterschiedlich wahr und bekommen sie auch unterschiedlich vermittelt, wozu sicherlich auch sowohl individuelle als auch traditionelle erziehungsbedingte Identitätskonstruktionen zur jeweiligen Geschlechterrolle beitragen [18].
Ein Anreiz für weitere Untersuchungen wäre zudem das Ergebnis dieser Studie, wonach nicht alle Musiker unter Schmerzen leiden. Es stellt sich daher die Frage, warum Einzelne als Folge der Belastung erkranken, andere nicht. Diesbezüglich wäre es von großem Interesse, was Musikern hilft, gesund zu bleiben bzw. ob es bestimmte salutogenetisch wirksame Faktoren gibt, die zu einer größeren Widerstandskraft gegenüber den Folgen körperlicher Überbeanspruchungen beitragen. Die potentiellen Ressourcen zur Stabilisierung von Gesundheits-, aber auch (Er-)Lebenszuständen von Krankheiten dieser besonderen Berufsgruppe, die zu Kulturreplikatoren gehört, müssen in der Zukunft wissenschaftlich begleitender Beobachtung und Beurteilung unterliegen. Das macht den Werterhalt im Sinne von Qualitätspflege der Betroffenen und ihrer Berufung aus.

Institut für Nachhaltige Gesundheitswissenschaften

Online
health.org

Fragebogen

Sehr geehrte Dame, sehr geehrter Herr!
Herzlichen Dank für Ihre Teilnahme an dieser derzeitig im **Oktober 2007** aktuellen Studie zur Untersuchung von eventuellen Beziehungen zwischen dem von Ihnen **beruflich genutzten Musikinstrument** und Ihren **körperlichen Beschwerden**.
Wie Sie am Fragebogen erkennen können, ist die **Befragung anonym**, sie wird ausschließlich als wissenschaftliche Erhebung genutzt.
Ein aus den Ergebnissen für Sie **möglicher Nutzen** könnte in späteren arbeitsmedizinischen bzw. professionellen physio-ergonomischen Verbesserungen der für Berufsmusiker häufig nachteiligen Körperfehlhaltungen bestehen. Dadurch könnten vorhandene körperliche Probleme verbessert bzw. bereits im Entstehen verhindert werden.

Geschlecht: weiblich ☐ männlich ☐

Alter:............... (bitte eintragen)

Musik-Instrument:..(bitte eintragen)

Körperliche Beschwerden: ja ☐ nein ☐

Schmerzen: andauernd ☐ nur beim Instrument-Spielen ☐

Muskelschmerz ☐ Gelenkschmerz ☐

Wirbelsäulenschmerz ☐ Kiefergelenk-Schmerz ☐

Kopfschmerz ☐

sonstige Schmerzen:..(bitte eintragen)
....

seit wann:...(bitte eintragen: ab wann traten sie seit Beginn der Musikerkarriere zum 1. Mal auf?)

erfolgt derzeit ärztliche Behandlung/Untersuchung dieser Beschwerden ja ☐ nein ☐

Abb.1 Originalgröße entspr. Manuskript reduziert

LITERATUR

[1]   Wurz, H.: Medizinische Probleme bei Instrumentalisten: Ursachen und Prävention. Ein internationales Symposion von Ärzten und Musikern. Üben & Musizieren 5: 27 (2000)

[2]   Siebtes Buch Sozialgesetzbuch – gesetzliche Unfallversicherung – (Artikel 1 des Gesetzes vom 7. August 1996, BGBl. I S.1254). Stand (17.06.2008) zuletzt geändert durch §62 Abs.19 des Textes BGBl. I S.1010

[3]   Schuppert, M.: Beschwerdefrei Musizieren; über die Ziele der Deutschen Gesellschaft für Musikphysiologie und Musikermedizin. S.30 Das Orchester 9: 30 (2004)

[4]   Pierer's Universal-Lexikon, Bd.17, S.93. 4. Aufl. Altenburg Verlagsbuchhandlung von A. H. Pierer 1863

[5]   Singer, K., Salomon, A.: Die Berufskrankheiten der Musiker. 2. Aufl. neu bearb. v. Salomon, A. Hesse 1960

[6]   Gardner, H., Heim, M.(Übers.): Abschied vom IQ: Die Rahmen-Theorie der vielfachen Intelligenzen. Klett-Cotta 2005

[7]   Haeselbarth, L.: Berufskrankheit bei Musikern - Ursachen und Prävention aus Sicht der Praxis. Das Orchester 5: 27 (2001)

[8]   Jourdain, R.: Das wohltemperierte Gehirn – wie Musik im Kopf entsteht und wirkt. Spektrum Verlag 1998

[9]   Görtz, H.: Klavierspiel und frühkindliche Bewegungsmuster. Üben & Musizieren, 3: 28-33 (1998)

[10]   Marstedt, G, Möller, H., Müller, R., Samsel, W.: Musikergesundheit: Ergebnisse einer Befragung junger Musiker über Berufsperspektiven, Belastungen und Gesundheit. Asgard-Verlag 2006

[11]   Seidel, E. J.: Musikermedizin und Musikphysiologie. Scripten zur Vorlesungsreihe. Institut für Musikpädagogik und Musiktheorie. Hochschule für Musik „Franz Liszt" Weimar. 2005

[12]   Seidel, E. J., Lange, E.: Die Wirbelsäule des Musikers: 3. Symposium der deutschen Gesellschaft für Musikphysiologie und Musikermedizin. GfBB Verlag Bad Kösen 2001

[13]   http://www.aerztezeitung.de/panorama/?sid=497203 Wenn Alkohol und Pillen Teil der Partitur werden. Ärzte Zeitung 30.05.2008

[14]   www.themen-tv.de/gesundheit/swr2-wissen/102.htm-18k (letztmalig abgenommen: 30.08.2008)

[15]   Das gepfefferte Ferkel. Online-Journal für systematisches Denken und Handeln. Januar 2002 http://www.ibs-networld.de/altesferkel/h16.shtml (letztmalig abgenommen: 30.08.2008)

[16]   http://www.thieme.de/viamedici/studienort_hannover/klinik/musikermedizin.html (letztmalig abgenommen: 30.08.2008)

[17]   Hildebrand, H., Müller, A.: Dispokinesis – Freies Verfügen über Haltung, Atmung, Bewegung und Ausdruck. Musikphysiologie und Musikermedizin 11; Hefte 1&2: 55-59 (2004)

[18] Lehmann-Wermser, A.: Vom Verschwinden der Jungen aus der Musikdidaktik. Zeitschrift f. kritische Musikpädagogik, 2002, Hrsg. Vogt, J.
http://home.arcor.de/zf/zfkm/lehmann-wermser1.pdf (letztmalig abgenommen: 30.08.2008)

[19] http://www.dov.org Überblick: Deutsche Orchesterlandschaft: Mertens, G.: Kulturorchester, Rundfunkensembles und Opernchöre (letztmalig abgenommen: 30.08.2008)

Autorensonderdrucke über Korrespondenzadresse:
Dr. Hubertus .R. Hommel
Institut für Nachhaltige Gesundheitswissenschaften
info@Online-Health.org

Anschrift für die Autoren:
Mag. Harald Lothaller, Interuniversitäres Kolleg für Gesundheit und Entwicklung Graz/Schloss Seggau College@inter-uni.net

Univ.-Prof.a.D.Dr.Heinz Spranger

Prof.a.D.Dr.Christian P. Endler, Interuniversitäres Kolleg für Gesundheit und Entwicklung Graz/Schloss Seggau
College@inter-uni.net